Dieta Mediterránea

La sencilla guía del plan de dieta mediterránea con recetas para preparar comidas sabrosas, deliciosas y nutritivas

(Recetas deliciosas para impulsar su viaje de pérdida de peso y acondicionamiento físico)

Noah-Luis Noguera

TABLA DE CONTENIDOS

Capítulo 1: Frutas Frescas En Ruta

Las frutas son una parte esencial de la dieta de todos, pero durante la cetosis, muchas de ellas están restringidas. ¿Por qué? Esto se debe a que la dieta estilo Keto se enfoca en la baja ingesta de carbohidratos y la mayoría de las frutas son altas en carbohidratos. Esta es la razón principal por la cual son naturalmente dulces. Sin embargo, también hay frutas que están permitidas durante la dieta cetogénica y son más fáciles de llevar con usted.

La mayoría de las frutas son muy ricas en carbohidratos. Por ejemplo, un plátano contiene 10 0 gramos de carbohidratos. Si comes un plátano, estás excediendo tu límite de ingesta de carbohidratos durante la cetosis. Por lo tanto, muchas frutas no están permitidas durante la dieta cetogénica.

Estas son las únicas frutas permitidas durante la cetosis, ya que proporcionan más energía con menos carbohidratos. Las bayas son famosas por los beneficios infinitos que tienen para ofrecer y también se consideran extremadamente saludables. Es mejor que mantengas media taza de cualquiera de estas bayas o una ciruela mediana mientras sales. Si siente un deseo repentino, puede comer un bocadillo con estas frutas. Siempre es mejor si toma frutas frescas, pero si no puedes hacerlo, es mejor que lleve una junto con usted, desde su casa. Además, estas frutas son extremadamente buenas y también te dan una sensación de satisfacción, lo que significa que no sentirás la necesidad de comer algo más después de consumirlas.

Capítulo 2 : Determinar La Idoneidad De Su Dieta Cetogénica

No estaría leyendo este libro si no estuviera interesado en perder peso y mejorar su salud cardiovascular. ¿Pero la dieta cetogénica es para todos? Resulta que no, pero la dieta cetogénica debería funcionar para la mayoría de las personas. La mejor manera de determinar si la dieta cetogénica es adecuada para usted es ver si usted es una de las personas que no debería estar en la dieta cetogénica. Si no estás en uno de esos grupos, la dieta cetogénica es lo correcto para ti después de todo.

Entonces, ¿quiénes son las personas que no deberían estar en la dieta cetogénica?

No hay reglas duras y rápidas, pero podemos considerar lo siguiente:

Alta presion sanguinea. Si tiene presión arterial alta, el ceto puede no funcionar para usted. Sin embargo, probablemente funcionará bien para la mayoría de las personas con presión arterial alta, de hecho, probablemente les ayudará a dejar sus medicamentos causando pérdida de peso y también pérdida de fluidos corporales y el exceso de sal asociado.Pero debes darte cuenta de que el ceto puede disminuir tu sangre alta.

Presión, y si estás tomando medicamentos que pueden causar algunos problemas. Deberias discutir esto con tu doctor. Si inicia la dieta cetogénica y su presión arterial disminuye, es posible que su médico tenga que ajustar la dosis de su medicamento. ¡Pero eso es lo que esperamos de todos modos!

Amamantamiento. En casos raros, las madres que amamantan pueden tener problemas mientras están en la dieta cetogénica. Hable con su médico primero.

Plato De Desayuno Servido Para El Almuerzo.

Ingredientes:

- 4 cucharadas azúcar glas
- 2 taza o porción de bola de béisbol de ensalada de frutas
- 4 rebanadas de pan integral

Indicaciones:

1. Ordene desde su restaurante familiar favorito o cena.

2. Pida pan integral espolvoreado con azúcar glas y un lado de ensalada de frutas en las porciones y tamaños indicados en los ingredientes.

Ensalada De Alcachofas

Ingredientes:

- 2 tira de cáscara de limón

- 2 cucharada de aceitunas, picadas

- 2 cucharada de aceite de oliva

- 4 cebolla, picada

- 2 pizca, 1 cucharadita de sal

- 4 tomates, picados

- 6 cucharadas de agua

- 1 copa de vino blanco

- sal y pimienta, al gusto

- 18 oz de corazones de alcachofa

- 2 cucharadita de albahaca picada

- 4 dientes de ajo, picados

1 1 1

Instrucciones:

1.   caliente el aceite en una sartén. Saltee la cebolla y el ajo.

2.   Cocina hasta que las cebollas estén translúcidas.

3.   Sazonar con una pizca de sal.

4.   Vierta el vino blanco y hierva a fuego lento hasta que el vino se reduzca a la mitad.

5.   Añada los tomates picados, los corazones de alcachofa y el agua.

6. Cocine a fuego lento, luego agregue la cáscara de limón y alrededor de 1 cucharadita de sal. Cúbrelo y cocínalo durante unos 12 minutos.

7. Añada las aceitunas y la albahaca. Sazone con sal y pimienta al gusto.

8. ¡Mezclar bien y disfrutar!

Harissa

Ingrediente

- 4 cucharadas de sal
- 10 dientes de ajo fresco, pelados y triturados
- 2 cucharada de agua
- 1 taza de aceite de oliva virgen extra

- 1 1 taza de cayena fresca molida
- 4 cucharadas de semillas de alcaravea finamente molidas ¼ taza de comino
- 2 cucharadita de semilla de cilantro

1 Preparación

1. Mezcla todas las especias en un

   mortero.

2. Agregue ajo machacado y sal a la mezcla de especias y triture hasta formar una pasta.

3. Ponga la pasta en un frasco y agregue agua y 1 de taza de aceite de oliva; mezclar bien.

4. Vierta el aceite de oliva restante sobre la parte superior, cubra bien y refrigere.

Se mantiene durante meses.

Deliciosos Garbanzos

Ingredientes:

- 2 cucharadita de chile en polvo

- 8 tomates medianos

- 2 pimiento morrón

- 2 cucharadita de dientes de ajo

- 2 tazas de garbanzos

- 2 cebolla pequeña

- 2 calabacín pequeño

- 8 hojas frescas de albahaca

- 2 cucharada de aceite de oliva

Direcciones:

1. Cebolla, calabacín, hojas de albahaca, tomates picados.

2. Pimiento, en rodajas, dientes de ajo, picados.

3. Lata de garbanzos, escurridos y enjuagados.

4. Caliente el aceite en una sartén a fuego medio.

5. Agregue la cebolla y los tomates y cocine a fuego lento durante 10 minutos.

6. Agrega los garbanzos y revuelve bien.

7. Tape y cocine a fuego lento durante 10 minutos.

8. Agregue los pimientos morrones, el calabacín y el ajo y revuelva durante 2 minutos.

9. Retire la olla del fuego.

10. Agregue la albahaca y el chile en polvo y revuelva bien.

11. Sirve y disfruta.

Sopa De Frijoles Blancos Vegana 12

tazas de caldo de verduras

4 tazas de frijoles blancos secos

2 taza de apio picado

2 taza de zanahorias picadas

2 cebolla mediana

2 cucharada de ajo picado

1 cucharadita de romero seco

2 cucharadita de tomillo seco

1 cucharadita de salvia seca

1 cucharadita de albahaca seca

2 cucharadita de sal

1. Frijoles blancos secos, remojados durante la noche y escurridos.

2. Cebolla picada.

3. Agregue los frijoles blancos y los ingredientes restantes en la olla de cocción lenta y revuelva bien.

4. Tape y cocine a fuego lento durante 5-10 horas.

5. Revuelva bien y sirva.

Ensalada De Tomate, Pepino Y Feta

Ingredientes:

- 2 cucharadita de orégano fresco picado, más una cantidad extra para decorar.
- 2 1 cucharadas de vinagre de vino tinto.
- 2 taza (8 onzas) de tomates, cortados en gajos.
- 1/2 de cucharadita de sal.
- 2 1 onzas de queso feta, desmenuzado.

- 6 cucharadas de aceite de oliva virgen extra.
- 1 cucharadita de mostaza de Dijon.
- 8 pepinos persas medianos cortados en rodajas finas en sentido transversal.

Direcciones:

1.   Saca un bol mediano y combina el orégano, el vinagre, la mostaza y la sal.

2.   Rocía el aceite por encima.

3.   Añade los tomates, los pepinos y el queso feta.

4.   Mézclelos bien y sírvalos con hojas de orégano como aderezo, si lo prefiere.

5.   Refrigérelo si piensa servirlo más tarde.

Ensalada De Endibias Y Espinacas

Ingredientes

- 2 bolsa (2 0 onzas) de espinacas frescas limpias
- 4 cabezas de endibia belga
- 2 1 cucharadas de arándanos secos picados
- ½ taza de queso azul danés desmoronado
- Aceite de oliva de cocina en aerosol
- 1 taza de nueces picadas
- ½ taza de aceite de oliva extra virgen
- 8 cucharadas de chalotas recién cortadas
- 4 cucharadas de vinagre de vino blanco

- 2 cucharada de jarabe de arce puro
- Sal al gusto
- ½ cucharadita de pimienta recién molida

Preparación

1. Rocíe una pequeña sartén de fondo grueso con aceite de cocina y tueste ligeramente las nueces a fuego medio.
2. Revuelva constantemente para evitar que se queme.
3. Quítalo del fuego y déjalo a un lado.
4. En un pequeño tazón, bate el aceite de oliva, los chalotes, el vinagre, el jarabe, la sal y la pimienta.
5. Apartado para casar los sabores. Coloca las espinacas limpias en una gran ensaladera.
6. Cortar la escarola en diagonal en rodajas finas con un cuchillo afilado y añadirla a las espinacas.
7. Añade arándanos y nueces a las espinacas y mezcla todos los ingredientes con el aderezo.
8. Espolvorear la ensalada con queso azul y servir.

Bruschetta Cubierto Con Porcini

- 1-5 dientes de ajo
- aceite de oliva
- manteca
- Pimienta (del molino)
- Sal marina (del molino)
- Tiempo de cocción de 10 a 2 10 min.
- porciones 8

- ingredientes
- 20 rebanada (s) ciabatta (o pan blanco similar)
- 400 g de boletus (fresco)
- 4 chalotes
- 2 cucharada de perejil
- 2 tomate

Preparación

1. Para la bruschetta con hongos porcini, limpie y corte los hongos porcini.

2. Escaldar, pelar y quitar el corazón de los tomates y cortarlos en cubos finos.

3. Pica finamente las chalotas y sofríelas en mantequilla.

4. Agrega las setas y sofríe

5. . Sazone al gusto con sal y pimienta recién molida.

6. Finalmente mezcle el perejil y los tomates cortados en cubitos.

7. Rociar las rebanadas de pan con aceite de oliva y tostarlas en el horno precalentado a 250 ° C hasta que estén crujientes.

8. Frote las rebanadas tostadas con ajo machacado.

9. Coloque la mezcla de hongos porcini sobre el pan tibio y sirva inmediatamente para que la bruschetta quede crujiente.

Batido De Espinaca Y Pepino

Ingredientes:

- 2 10 gotas de estevia líquida
- 1 cucharadita de goma xantana
- 4 cucharaditas de aceite de TCM
- 16 cubos de hielo
- 4 tazas de espinacas
- 2 pepino picado en cubos
- 2 taza de leche de coco sin azúcar

Preparación:

1. Lavar y triturar las hojas de espinacas.
2. Colocar las espinacas y el pepino en cubo dentro de la licuadora.
3. Verter la leche de coco sin azúcar y la estevia.

4. A esta mezcla, añadir media cucharadita de goma xantana y dos cucharaditas de aceite TCM.

5. Agregar los cubos de hielo y mezclar todo utilizando un cucharón.

6. Licuar por 1-5 minutos.

7. Las hojas de espinaca dan a esta bebida una textura increíble.

8. Servir inmediatamente.

Arroz De Granada

INGREDIENTES:

- 140 gr de arroz
- 30   gr de grano
- 10 gr. de mantequilla
- aceite.

- 2 granada
- 500 ml de caldo vegetal
- 1 vaso de vino tinto
- 2 chalota

PREPARACIÓN

1. Granula la granada sosteniendo las judías en un plato.

2. Luego pasarlos en el machacador dejando una pequeña parte de granos enteros para adornar el risotto al final de la cocción.

3. Picar ahora la chalota y dejarla marchitar en una olla con aceite, añadir el arroz y dejarla tostar.

4. Ahora, añadir un poco de vino y después el zumo de granada y

continuar la cocción, añadiendo poco a poco el caldo hirviendo.

5. Añade sal, luego pimienta, mantequilla y parmesano, y añade el risotto de granada.

6. Adorne los platos de risotto con los granos reservados y ya está listo.

Pan Con Tomate

INGREDIENTES

- 4 cucharadas de aceite de oliva virgen extra
- pizca de sal
- 1 baguette, cortada en rondas de 2 ".
- Un diente de ajo
- Un tomate mediano maduro

INSTRUCCIONES DE COCCIÓN

1. Quitar la piel del ajo aplastándolo con un cuchillo.
2. Divida un tomate maduro por la mitad.
3. En una batidora, combine el ajo, el tomate, dos cucharadas de aceite de oliva y una pizca de sal.
4. Bata hasta que quede suave.
5. Tostar las rebanadas de baguette en una tostadora o en el horno.
6. Rociar con aceite de oliva cada rebanada de pan y cubrirla con una cucharada de salsa de tomate.
7. Servir con jamón ibérico, jamón serrano, jamón serrano, atún o salmón por encima.

El Misterio Detrás De La Avena Cortada Al Acero

- 5-10 cucharadas de mantequilla sin sal

- 2 cucharadita de canela

- 4 cucharadas de linaza molida

- 1 cucharadita de sal

- 8 manzanas, peladas, cortadas en trozos de 1 pulgada

- 5-10 tazas de leche descremada

- 5-10 tazas de agua

36

- 4 tazas de avena cortada en acero cruda

- 8 cucharadas de azúcar Morena

más leche o mantequilla

Preparación

1. Rocía tu olla de cocción lenta con aceite en aerosol.

2. Combina todos los ingredientes y ponlos en la olla de cocción lenta.

3. Revuelve todo, cubre y luego cocina durante aproximadamente 15 horas.

4. El tiempo para cocinar puede variar.

5. Cuando esté listo, pon la avena en tazones y luego agrega los ingredientes opcionales.

6. Pon las sobras en una bolsa de plástico o contenedor.

7. Tambien puedes poner todo en el congelador.

8. Para recalentar las sobras, puedes poner 5-10 taza de avena cocida en un recipiente apto para microondas.

9. Agrega un poco de leche o agua.

10. Microondas a temperatura alta durante 5-10 minutos y luego revuelve.

11. Vuelve a colocarlo en el microondas y continúa hasta que la avena esté caliente.

12. Puedes duplicar o reducir de la receta en una olla de cocción lenta más pequeña o más grande.

13. Para una media receta, resta una hora del tiempo de cocción.

14. Para duplicar las porciones, agrega una hora.

Ingrediente

- Mantequilla de anacardo, una cucharadita
- ½ cucharadita de sal
- 1 taza de agua
- una taza de avena
- cinco albaricoques
- una cucharada de miel
- Una taza de leche de coco, sin azúcar

Preparación

1. En una cacerola, mezcle la leche de coco y la avena revolviendo.
2. Remuévelo nuevamente después de agregar el agua.
3. Salar la mezcla y luego ponerle la tapa.
4. Cocine la avena durante 10 a 15 minutos a fuego medio.
5. Mientras eso sucede, corta los albaricoques en trozos pequeños y mézclalos con la miel.
6. Cuando la avena esté lista, mezcle la mantequilla de anacardo y la fruta.
7. Revuelva con cuidado, luego vierta en tazones para servir.
8. *Sirva de inmediato.*

Ensalada De Jamón Y Huevo

Ingredientes

1 taza de tomates cortados en cubitos

2 chile ancho mediano, sin semillas

2 rebanada de pan blanco cortado en
   cubitos

2 taza de aceite de oliva

1 taza de almendras blanqueadas y
   tostadas

12 pimiento rojo asado

- 2 cucharadita de pimentón dulce

- 4 dientes de ajo molidos
- 4 cucharadas de vinagre de vino tinto
- 1 cucharadita de pimienta de cayena
- 2 -1 cucharadita de vinagre de jerez

- 6 puñados frisee

desgarradohojas

- 50 espárragos

- 16 rebanadas de

serranojamón 8 huevos

Instrucciones

1. Precaliente el asador del horno con una rejilla en la posición superior.

2. Remoje el chile ancho en un recipiente pequeño con agua durante 20 minutos, luego escúrralo.

3. En una fuente para horno, asa los tomates en el asador durante 5-10 minutos y luego retíralos.

4. Cocine el pan en 1 taza de aceite de oliva a fuego medio en una sartén; reducir a medio-bajo y freír hasta que estén doradas, luego retirar y dejar escurrir.

5. En una licuadora o procesador de alimentos, combine los tomates con chile, pan, rojo pimienta, ajo y nueces; Pulse y luego muela hasta formar una pasta.

6. Agregue 2 cucharada de vinagre de vino tinto y 1-5 cucharadita de vinagre de jerez y 1/7 taza de aceite de oliva; procese de nuevo hasta que esté ligeramente suave.

7. Dejar reposar 40 minutos.

8. Revuelva 1 taza de salsa con el aceite de oliva restante y el vinagre en un tazón pequeño.

9. Precaliente el horno a 450 grados Fahrenheit.

10. Ase los espárragos durante 30 minutos, luego llene una sartén pesada con 5-10 pulgadas de agua y cocine a fuego lento.

11. Coloque frisee y espárragos en platos para servir; cubrirjamón al lado.

12. Rompa los huevos suavemente en agua y cocine a fuego lento durante 10 minutos; retirar con una espumadera y colocar sobre los espárragos.